Eine neue Theorie

über

Erzielung von Immunität

gegen

Infectionskrankheiten.

Vortrag, gehalten in der morphologisch-physiologischen Gesellschaft
zu München, 30. Januar 1883

von

Dr. Hans Buchner.

München.
Druck und Verlag von R. Oldenbourg.
1883.

Meine Herren!

Die Erkenntniss der Pilze als Ursache von Krankheiten der Menschen und Thiere ist ohne Zweifel der grossartigste Triumph, welchen die medicinische Wissenschaft in diesem Jahrhunderte errungen hat. Trotz dieses gewaltigen Fortschritts der Theorie jedoch sind die nutzbaren Folgerungen für die Praxis, wenn ich die Chirurgie ausnehme, bis jetzt so gut als gar keine. Die praktischen Consequenzen der Pilztheorie für die Therapie, für die individuelle Prophylaxis der Krankheiten sind noch nicht gezogen.

Man sollte denken, dass dieser wichtigsten Aufgabe unserer Zeit die meisten, die andauerndsten Anstrengungen gewidmet seien. Allein, wenn wir von den Schutzimpfungen und von einer verhältnissmässig geringen Zahl auf Grund falscher Ueberlegungen angestellter Versuche absehen, so geschieht so gut als nichts in dieser Richtung. Vielmehr glaubt man, anstatt der grossen und dringenden Frage klar ins Angesicht zu schauen, auf einem Umwege, durch genauesten Nachweis der Bacterien in den erkrankten Geweben und durch allfällige Beobachtungen über einige morphologische und physiologische Eigenschaften derselben dem grossen Ziele sich allmählich nähern zu können.

Der staunenswerthe Erfolg Lister's beweist jedoch, dass dieser Weg keineswegs nothwendig der nächste, d. h. also der richtige zu sein braucht. Denn obwohl Lister von den morphologischen und physiologischen Eigenschaften der Bacterien, die er bekämpfen wollte, gewiss keine so genaue Kenntniss besass, als man sie gegenwärtig für diese Organismen verlangt und anstrebt, so erreichte er trotzdem sein grossartiges Resultat, einzig darum, weil die Grundidee, von der er ausging, eine vollständig

1*

richtige war. Diese Grundidee bestand aber darin, dass es genügen müsse, alle Schädlichkeiten von einer Wunde fernzuhalten, hauptsächlich also alle von Seiten der Fäulnisserreger ausgehenden Wirkungen, um die selbstheilende Thätigkeit des Gewebes sich ungestört entwickeln zu sehen.

Einer solchen Grundidee ermangelt die heutige Pilzforschung bezüglich der internen Krankheiten vollständig, und dies ist im Interesse der leidenden Menschheit sehr zu bedauern. Denn die Geschichte der Wissenschaft lässt uns erkennen, dass wahrhafte Fortschritte nur von neuen, weittragenden Gedanken ausgehen, dagegen nicht von sonst ganz löblichen Experimentalreihen, die sich nur in ausgetretenen Ideengeleisen bewegen.

Wenn ich es daher unternehme, im Folgenden einen neuen Gedanken auszusprechen, für den sich im Verlaufe das Anrecht auf die Bezeichnung als »Theorie« begründen lässt, so bin ich zwar gefasst, dem äussersten Skepticismus zu begegnen, glaube jedoch trotzdem der Wissenschaft und der Praxis damit einen Dienst zu erweisen. In einer so eminent praktischen Frage schien es mir am wenigsten angezeigt, die Theorie vorläufig, bis zu ihrem völligen Beweise zu verschweigen, weil eine möglichst baldige Entscheidung pro oder contra von grosser Bedeutung ist, und weil nur durch ausgedehnte Versuche von vielen Seiten her dieser Beweis wird genügend geliefert werden können.

Bisher kennt man als Hülfsmittel gegen Infectionskrankheiten, mit Ausnahme des Specificums Chinin bei Malaria, nur das Schutzimpfungsverfahren und ausserdem die Anwendung der Antiseptica. Beide letztere Methoden erwecken jedoch bezüglich ihrer Leistungsfähigkeit gerechte Bedenken. Gesetzt auch, es seien für alle die anderen Infectionskrankheiten (ausser Variola und Milzbrand) Schutzimpfungsstoffe hergestellt, so wäre dies kaum, wie R. Koch meint, ein Anlass zum Triumphe. Vielmehr glaube ich, es würde die Verwerthung dieser Entdeckungen praktisch immer daran scheitern, dass niemand sich entschliessen dürfte, eine Impfung mit all den vorhandenen Krankheitsformen an sich durchzumachen. Wenn aber auch diese Schwierigkeit

sich überwinden liesse, so wäre die Last so verschiedener Schutzimpfungen, die noch dazu von Zeit zu Zeit wiederholt werden
müssten, an und für sich ein grosser Uebelstand für die Menschheit.

Von den Schutzimpfungen ist daher im Allgemeinen gewiss
nicht sehr viel zu erhoffen. Es bleibt nur noch die Anwendung
der Antiseptica, von der man in neuerer Zeit mehrfach bei internen
Krankheiten versuchsweise Gebrauch gemacht hat. Aber diese
Mittel, die in der Chirurgie so segensreich sich zeigen, sie lassen
bei der innerlichen Anwendung bekanntlich vollkommen im Stiche,
ja sie bewirken gerade das Gegentheil des gewünschten Erfolges.
Ich habe früher nachgewiesen, worin der principielle Unterschied
in der Anwendung der Antiseptica auf Wunden und anderseits
innerlich gelegen ist, und dass und warum letztere Anwendung
nur Schaden anstatt Nutzen zu bringen vermag.

Der Grund hievon liegt einfach darin, dass alle bis jetzt
bekannten Antiseptica den thierischen Zellen noch viel nach-
theiliger sind als den Pilzzellen, die überhaupt, wie alle Thatsachen beweisen (Widerstand gegen Hitze und Kälte, Austrock-
nung etc.) und schon in Anbetracht der schützenden Cellulose-
membran zu den widerstandsfähigsten Organismen gehören. Jede
Vergiftung des Thierkörpers durch Antiseptica muss daher, indem
sie den sonst vorhandenen Widerstand der normal wirksamen
thierischen Zellen hinwegräumt, die Spaltpilze indirect geradezu
begünstigen.

Selbst die so ungemein günstige Wirkung des antiseptischen
Verbandes spricht keineswegs gegen diese Consequenz. Denn der
grosse Erfolg Lister's beruht gerade darauf, dass alle Schädlichkeiten, auch die antiseptischen Wirkungen von der
Wundfläche dabei möglichst ferngehalten werden. Auch vor
Lister benutzte man schon Carbolumschläge, jedoch ohne besonders günstigen Erfolg. Da kam Lister und zeigte, dass man
zum Zweck der Heilung die Wundfläche mit dem schützenden Silk bedecken müsse und dass es das einzig richtige
sei, die antiseptische Einwirkung mehr und mehr auf die Um-
gebung der Wunde (wozu namentlich auch alle Secrete derselben
zu rechnen sind) zu beschränken, hier aber um so energischer,

um so gründlicher zu gestalten. Lister ahnte zum voraus, dass das Gewebe im Stande sein werde, sich selbst zu helfen und von selbst den normalen Heilungsgang einzuschlagen, wenn nur alles Nachtheilige, namentlich die Infection durch faulig zersetzten Eiter von demselben ferngehalten würde. Um so mehr war eine solche Idee berechtigt, als ja die Granulationsbildung eine entschieden zweckmässige Heilungstendenz des Gewebes ohnehin verkündete. Diesen zweckmässigen Vorgang hat nun Lister ausgenutzt, und darauf beruht der glänzende Erfolg seines Verfahrens. Er beruht vornehmlich darauf, dass das Granulationsgewebe, wie ich schon früher nachwies, eine bedeutend höhere Widerstandsfähigkeit gegen die Spaltpilze besitzt als das gewöhnliche Gewebe.

Dass sich dies so verhalte, erkennen Sie leicht aus dem Eintreten des gegentheiligen Resultats, wenn einmal die normale Widerstandskraft des Granulationsgewebes fehlt, wie dies bei Diabetes mellitus häufig der Fall ist. Alle Kunst des Lister'schen Verbandes bleibt dann vergebens; die Pilze wuchern schrankenlos im Gewebe, brandige und septische Processe greifen immer weiter um sich und der Kranke ist meist rettungslos verloren.

Somit bildet der antiseptische Verband, wissenschaftlich aufgefasst, keinen Beweis dafür, dass die Anwendung antiseptischer Stoffe für das Gewebe bei seinem Kampf mit den Spaltpilzen direct von günstigen Folgen sein müsse. Die Versuche aber, die man, auf missverständlicher Auslegung der Lister'schen Resultate fussend, über die innerliche Anwendung von Antisepticis gemacht hat, sind gewiss noch weniger geeignet, eine derartige Voraussetzung zu bestätigen.

Das stärkste bekannte Antisepticum ist das Sublimat; dasselbe verhindert nach den Versuchen von R. Koch das Wachsthum der Milzbrandbacterien in Fleischextractpeptonlösung schon bei einer Verdünnung von 1 : 330000, — während zugleich dieses Mittel vom menschlichen und thierischen Organismus in nicht ganz unbeträchtlichen Mengen (Maximaldosis beim Menschen pro Tag 0,1 g) ertragen wird. Gerade bei Sublimat glaubte man daher, mit Sicherheit eine antiseptische Wirkung auch im Thierkörper erzielen zu können.

Dem entsprechend injicirte K o c h bei seinen neueren diesbezüglichen Versuchen [1]) einem Meerschweinchen von 6—700 g
täglich $\frac{1}{2}$ mg Sublimat, was bei Annahme von 65 % Wassergehalt
des Körpers nach seiner Berechnung einer Concentration des
Sublimats in den thierischen Säften von 1 : 800000 entspricht.
Und da dies gut vertragen wurde, so stieg K o c h in einem
Versuche bis auf das 4 fache, was dann der Concentration von
1 : 200000 entsprechen würde, also einer höheren, als sie in guter
Nährlösung zur Verhinderung des Wachsthums der Milzbrandbacterien nöthig ist. Trotzdem erlag dieses Thier der Inoculation
von Milzbrand in der gewöhnlichen Weise.

K o c h, dem dieses Resultat unbegreiflich scheint, hat zweierlei
dabei nicht beachtet. Einmal die Thatsache, dass Stoffe, die in
molecularer Lösung im Blute circuliren, stets theilweise wieder
durch die Nieren ausgeschieden werden, so dass bei der nur
allmählichen Aufnahme ins Blut nie die berechnete Concentration
wirklich bestehen kann.

Gewisse Gifte zwar, wie z. B. die schweren Metalle, wozu auch
das Quecksilber gehört, zeigen allerdings eine auffällige Neigung,
im Körper längere Zeit zu verweilen, aber ganz gewiss nicht im
gelösten Zustande, sondern nur vermöge ihrer chemischen An-
ziehung zu den Albuminaten. Diese chemisch gebundenen Antheile
des Giftes können aber selbstverständlich bei der antiseptischen
Wirkung auf die Körpersäfte gar nicht in Rechnung kommen.

Somit kann nicht im entferntesten davon die Rede sein, dass
in dem Falle von K o c h die errechnete Concentration von 1 : 200000
wirklich vorhanden war. Höchst wahrscheinlich war die im
Stadium der höchsten Giftresorption im Blute jeweilig circulirende
Menge um das 1000 fache geringer.

Zweitens aber hat K o c h gar nicht daran gedacht, was
dann eintreten würde, wenn man wirklich darauf ausginge, die
Concentration von 1 : 200000 an Sublimat wenigstens im Blute
und wenigstens für einen Augenblick herzustellen. Nach dem
Gesagten liesse sich das nur erreichen durch rasche Infusion des

---

[1]) Mittheilungen des kaiserlichen Gesundheitsamts. Band I. 1881.

Giftes in das Blut, für ein Meerschweinchen von 650 g mit etwa 50 g Blut also $^1/_4$ mg Sublimat. Nun, der Erfolg wäre einfach, dass das Thier sofort zu Grunde ginge, weil die thierischen Zellen ebenso, ja bei weitem empfindlicher gegen das Gift sind als die Bacterien.

An die thierischen Zellen muss eben auch gedacht werden, wenn man mit antiseptischen Stoffen operirt, und es ist klar, dass deshalb theoretisch wenigstens gar keine Aussicht auf irgend einen günstigen Erfolg besteht. Alles Experimentiren darüber ist darum nur ein Herumtappen im Nebel, bei dem vielleicht durch Zufall einmal etwas Brauchbares herauskommen kann, ohne dass jedoch von vornneherein irgend eine Wahrscheinlichkeit dafür besteht.

Es verhält sich mit solchen Versuchen ebenso, wie wenn ein Bierbrauer zur Reinhaltung seiner gärenden Würze von Spaltpilzen derselben irgend ein stark wirkendes Antisepticum zusetzen wollte, ohne daran zu denken, dass hiedurch auch die gärenden Hefezellen beschädigt werden müssen, und dass auf diese Weise die gewünschte Wirkung gerade in ihr Gegentheil verkehrt werden kann, ja unter Umständen verkehrt werden muss.

In der That bildet die mit gärenden Sprosshefezellen dicht erfüllte Würze die vollkommenste Analogie zu dem Verhalten des thierischen Gewebes gegenüber den Spaltpilzen. Hier wie dort haben unter normalen Verhältnissen die Bacterien keine Aussicht, die Oberhand zu gewinnen. Aus den Untersuchungen von Nägeli aber wissen wir die fundamentale Thatsache, dass in der gärenden Würze keine irgendwie geartete chemische Bedingung es ist, welche der Vermehrung der Spaltpilze entgegenwirkt[1]), nicht die chemische Reaction, oder der Kohlensäure-

---

[1]) Die hier in Rede stehende, bis auf Nägeli völlig unbeachtet, d. h. in ihrer hohen wissenschaftlichen Bedeutung unerkannt gebliebene Erscheinung besteht in Folgendem. Trotz neutraler Reaction der Würze, wodurch an und für sich die Spaltpilze relativ gegenüber den Sprosspilzen begünstigt werden, gelingt es bei jahrelangem Brauereibetrieb, die Reinheit der Sprosshefe aufrecht zu erhalten. Das Mittel besteht einzig darin, dass jedesmal mit einer grossen Aussaatmenge von Sprosspilzen begonnen wird, so dass sofort lebhafte Gärung sich entwickelt. Bei geringen Aussaatmengen würden jedesmal die Spaltpilze die Sprosspilze überflügeln. C. v. Nägeli, Theorie der Gärung. 1879.

oder Alkoholgehalt, oder das Hopfenbitter u. s. w., sondern dass nur der Gärthätigkeit der Hefezellen selbst diese Wirkung zugeschrieben werden kann. Jeder Giftstoff, den wir zusetzen, und der diese Gärthätigkeit beeinträchtigt, begünstigt daher indirect die Spaltpilze, und es ist sicher, dass Zusatz antiseptischer Mittel zunächst und im Allgemeinen nur diese zweckwidrige Wirkung haben könnte.

Nur derjenige Zusatz, der umgekehrt im Stande wäre, die Gärthätigkeit der Sprosshefe zu erhöhen, könnte gegen die Spaltpilze etwas nützen. Es fragt sich aber: Gibt es überhaupt solche Zusätze?

Wenn nun die Antiseptica bei der internen Anwendung voraussichtlich und erfahrungsgemäss vollständig nutzlos, im Gegentheil sogar schädlich sind, so fragt es sich, ob überhaupt eine weitere Möglichkeit zur Bekämpfung der Pilzkrankheiten existire.

Hierauf habe ich bereits im Jahre 1877 bejahend geantwortet und damals und später mehrmals darauf aufmerksam gemacht, dass alle diesbezüglichen Studien von dem Selbst-Heilungsvorgang bei den Infectionskrankheiten ihren Ausgang nehmen müssen[1]. Denn es ist eine der auffälligsten Erscheinungen, die unser tiefstes Nachdenken erwecken muss, dass so häufig und ganz regelmässig Spaltpilzvegetationen, die sich im Körper bereits entwickelt haben, dennoch wiederum in demselben ihren Untergang finden können. Im Gegentheil sollte man meinen, dass eine Pilzvegetation, wenn sie sich erst im Gewebe eingenistet hat, wegen der wachsenden Individuenzahl, wegen der zunehmenden Anpassung der Pilze und schliesslich wegen der Mitwirkung der von den Pilzen gebildeten Zersetzungsstoffe, die auf das Gewebe, wie wir wissen, vergiftend einwirken, in immer steigender Progression sich ausbreiten und jedesmal den Tod des ergriffenen Organismus herbeiführen müsste.

Der wirklich eintretende gegentheilige Erfolg beweist die ungeheuer trostreiche Thatsache, dass überhaupt Hülfe möglich ist, dass es Umstände gibt, die noch

[1] H. Buchner: ›Die Nägeli'sche Theorie der Infectionskrankheiten in ihren Beziehungen zur medicinischen Erfahrung‹. Leipzig 1877.

weit mächtiger sind als alle jene Bedingungen, wodurch die Wirksamkeit der im Gewebe vegetirenden Pilze eine fortwährende Steigerung erfährt.

Wenn aber eine schon entwickelte Pilzvegetation wieder unterdrückt werden kann, dann ist die Aussicht um so grösser, dass es möglich sei, den Beginn einer Pilzvegetation zu verhindern d. h. Immunität zu bewirken. Denn die contagiösen Bacterien sind, wenn sie in den Körper dringen, für gewöhnlich noch wenig zahlreich und darum anfangs weniger zur Concurrenz mit den Gewebszellen fähig als später.

Es fragt sich nun aber um die näheren Bedingungen, unter denen die Spontanheilung zu Stande kommt. Dass dieser Erfolg nicht in einer selbständigen Veränderung der Pilze aus inneren Ursachen begründet sein könne, ist von vorneherein klar. Denn da im lebenden Organismus das beste Ernährungsmaterial für Spaltpilze, da gelöstes Albumin niemals mangelt, so ist gar kein Grund, warum sich dieselben im Körper anders verhalten sollten als im Züchtungsglase, wo stets erst dann die Vegetation zur Ruhe kommt, wenn äussere Ursachen dieselbe begrenzen.

Auch im Körper, auch im erkrankten Gewebe müssen daher äussere Ursachen einwirken, die nur in einer den Spaltpilzen ungünstigen Veränderung des Gewebes, der Gewebezellen, und in einer dadurch gesteigerten Einwirkung derselben auf die anwesenden Spaltpilze gesucht werden können. Schon 1877 habe ich aus den vorhandenen pathologischen Erfahrungen wahrscheinlich gemacht und schliesslich durch einen Versuch bewiesen, dass diese ebenso merkwürdige als höchst wichtige Veränderung des Gewebes nichts anderes sei, als dasjenige, was wir gewöhnlich unter »Entzündung« verstehen.

Bei Kaninchen wurde quer durch die Mitte des Ohres zwischen Haut und Knorpel ein Faden eingezogen, der mit fauliger Flüssigkeit imprägnirt war. Als diese Linie nach 6—8 Stunden sich entzündet hatte, wurde im oberen Theil des Ohres eine kleine Quantität Faulflüssigkeit eingespritzt, und gleichzeitig die betreffende Carotis unterbunden, um die Widerstandsfähigkeit des ganzen Gewebes herabzusetzen. Es entwickelte sich nun heftige septische Entzündung im oberen Abschnitt des Ohres mit folgendem Brand. Aber obwohl die Bacterien im Gewebe massenhaft gegen die entzündete Linie heranrückten, so war es ihnen nicht möglich, an irgend einer Stelle den Wall zu durchbrechen. Vielmehr begrenzte sich der Brand an dieser Linie; der obere Theil des Ohres wurde abgestossen, der untere aber blieb völlig intact.

Aus diesem Resultat habe ich den Schluss gezogen, dass überhaupt bei infectiösen Entzündungen eben die entzündliche Veränderung des Gewebes, welche ihrerseits selbst durch die Spaltpilze und deren chemische Wirkungen hervorgerufen wurde, anderseits ungünstig auf die Pilzzellen zurückwirken müsse, deren Vermehrung zum Stillstand bringen und schliesslich die vorhandenen tödten könne, ein Schluss, der ja aus allgemein biologischen Gründen schon als sehr naheliegend bezeichnet werden muss. Denn bei der Zweckmässigkeit aller Einrichtungen, die wir an den Organismen antreffen, ist gar nicht daran zu denken, dass ein so elementarer, so unendlich häufiger Vorgang, wie es die Reaction des Gewebes gegen Bacterienwirkung ist, etwa für ersteres ungünstig ausfallen könne. Schon desshalb nicht, weil Thierorganismen mit unzweckmässiger Reaction schon längst vom Erdboden hätten verschwinden müssen[1]).

Es fragt sich also im gegebenen Falle nur, wer den Vorrang gewinnt: die Bacterien mit ihrer Vermehrung und Ausbreitung im Gewebe oder die entzündliche Veränderung der Gewebszellen; denn es ist klar, dass eine übermässige Wucherung der Spaltpilze an einer bestimmten Gewebsstelle die Lebensthätigkeit der thierischen Zellen soweit unterdrücken muss, dass auch keine entzündliche Reaction mehr zu Stande kommen kann. Nur dort kann diese Veränderung erwartet werden, wo die Pilzzellen zwar zahlreich genug sind, um zur Entzündung zu reizen, aber noch nicht so zahlreich, dass das Gewebe in seinen Lebensäusserungen bereits zu weit geschädigt wäre.

Dass diese »entzündliche Reaction« nicht bei allen Infectionskrankheiten genau unter dem gleichen anatomischen Bilde ver-

---

[1]) Auch im Pflanzenreiche zeigen sich Beispiele von zweckmässiger Reaction gegen Parasiten.

laufen könne, ist wohl klar. Aber die anatomischen Veränderungen der Gewebszellen, die bei den verschiedensten Infectionen angetroffen werden, sprechen doch deutlich genug dafür, dass es im Wesen immer der gleiche Process sei; und dies ist auch an und für sich sehr wahrscheinlich, da man dem Gewebe kaum die Fähigkeit zutrauen darf, auf analoge Reize, wie es die chemische Thätigkeit verschiedener Spaltpilze ist, in wesentlich verschiedener Weise zu reagiren.

Es entsteht nun die Frage: Wie verhält sich die Thatsache der Immunität nach einmaligem Ueberstehen einer Infectionskrankheit gegen die gleiche Infectionskrankheit zu dieser Auffassung?

Ueber die Immunität sind bisher verschiedene theoretische Meinungen geäussert worden. Die älteste ging dahin, es sei durch die erstmalige Pilzvegetation im Körper ein bestimmter Nahrungsstoff verbraucht worden, dessen dauernder Mangel die spätere Vegetation des gleichen Pilzes unmöglich mache. Was dies für ein Nahrungsstoff sein könnte, vermag jedoch niemand anzugeben, und da im lebenden Körper stets das beste und absolut ausreichende Nahrungsmaterial der Eiweissstoffe zur Verfügung steht, so ist diese Theorie vollständig unannehmbar.

Eine zweite Vorstellung ging dahin, es seien von den antiseptisch wirkenden Zersetzungsstoffen der Spaltpilze, von der ersten Vegetation her, gewisse Antheile im Körper zurückgeblieben, und diese verhinderten die spätere Entwicklung einer Vegetation gleichartiger Pilze. Diese Theorie laborirt vor allem daran, dass ihr zufolge die Zersetzungsproducte jeder pathogenen Pilzform gerade nur für diese, dagegen nicht für andere Spaltpilze schädlich sein müssten, da ja z. B. Immunität gegen Blattern nicht gleichzeitig gegen Masern immun macht u. s. w. Ein solches Verhalten ist aber schon desshalb sehr wenig wahrscheinlich, weil jeder Spaltpilz gerade an seine eigenen Zersetzungsstoffe bis zu einem gewissen Grade angewöhnt sein muss. Consequenter Weise müsste daher nach dieser Anschauung das Ueberstehen z. B. von Blattern gegen alle anderen Infectionskrankheiten eher schützen als gerade wieder gegen Variola.

Zweitens aber sind bei dieser Theorie die Thatsachen über das Verhalten von Giftstoffen im lebenden Körper gar nicht beachtet. Da alle gelösten Giftstoffe, namentlich aber die Pflanzengifte rasch wieder aus dem Organismus ausgeschieden werden, so ist gar nicht abzusehen, wesshalb sich die Pilzgifte in dieser Beziehung anders verhalten sollten. Allerdings gibt es Giftstoffe, die länger zurückbleiben, und dies sind einige von den schweren Metallen, die mit den Albuminaten chemische Bindungen eingehen. Allein auch diese Gifte bleiben bei weitem nicht solange im Körper zurück, als die Immunität gegen Infectionskrankheiten andauert, die oftmals das ganze Leben währen kann.

Endlich ist diese Annahme theoretisch um desswillen gänzlich verfehlt, weil, gesetzt den Fall, es seien wirklich Zersetzungsstoffe einer früheren Pilzvegetation im Körper restirend, diese Stoffe keineswegs für neuankommende pathogene Bacterien schädlich, sondern im Gegentheil förderlich wirken müssten. Allerdings sind diese Zersetzungsstoffe bis zu einem gewissen Grade Antiseptica; allein wir haben ja schon gesehen, dass selbst die stärksten Antiseptica im lebenden Körper, wo nicht nur die Pilze sondern vor allem die lebenden Gewebszellen in Frage kommen, indirect nur begünstigend für die Bacterien zu wirken vermögen, eine Thatsache, die auch mit besonderer Rücksicht auf die Zersetzungsstoffe pathogener Bacterien durch die wichtigen Untersuchungsresultate von Rosenberger[1]) bestätigt ist.

Somit sind alle die erwähnten theoretischen Vorstellungen über das Wesen der Immunität vollständig unhaltbar. Es bleibt nur diejenige Theorie, welche ich vor 6 Jahren aufgestellt habe, und die vor allem den grossen Vorzug voraus hat, zu erklären, wesshalb jede Infectionskrankheit nur für sich selbst Schutz zu gewähren vermag.

Wenn pathogene Spaltpilze auf irgend einem Wege, durch die Lungen oder den Darm oder eine verletzte Hautpartie in den

---

[1]) Festschrift zum 400jährigen Jubiläum der Universität Würzburg. 1882.

Kreislauf gelangen, so müssen dieselben zunächst in einfach
mechanischer Weise im ganzen Körper durch das kreisende Blut
vertheilt werden. Da sie zu klein sind, um Embolien zu bilden,
so circuliren sie einige Zeit im Blutstrom, bleiben aber dann allmählich sämmtlich beim Durchgang durch die Capillarbezirke an
den verschiedensten Stellen haften. An diesen Stellen nun beginnen sie Lebensthätigkeit zu äussern, wodurch sofort der Vorgang der Concurrenz mit den Gewebszellen ins Leben gerufen
wird.

Nach meiner Theorie nun können sich unmöglich die verschiedenartigen Organe und Gewebe bei dieser Concurrenz gegen
die pathogenen Pilze gleichmässig verhalten. Vielmehr muss
zwischen den physiologisch und morphologisch verschiedenartigen
Gewebsgruppen mindestens ein ebenso grosser Unterschied bestehen, bezüglich ihres Verhaltens zu den Pilzen, wie zwischen
verschiedenen Thierspecies. Es ist gar nicht denkbar, dass es
für einen pathogenen Pilz gleichgültig sein sollte, ob er im Blute
oder in einem Muskel, ob in gewissen Schichten der Haut oder
in der Leber seine erste Vegetation zu beginnen gezwungen sei.
Für die Bacterie zerfällt vielmehr der complicirte Organismus in
ebensoviele einzelne ganz differente Abschnitte oder Species von
Organismen, als es physiologisch-morphologisch differente Gewebs-
arten gibt.

Der Erfolg dieser Thatsache besteht nun darin, dass die aller-
meisten infectiösen Spaltpilze nur in einer e i n z i g e n Gewebsart
die Concurrenz zu bestehen vermögen, dass sie nur in e i n e m
Organe sich vermehren, in allen anderen aber von vorneherein
ebenso zu Grunde gehen, wie sie in einer für die betreffende Infection nicht empfänglichen Thierspecies ebenfalls lebensunfähig
sind. Aus dieser Erwägung erklärt sich der grösste Theil von
demjenigen, was man bei den Infectionskrankheiten als »specifisch« bezeichnet, nämlich das auffällige primäre Ergriffensein
jeweils verschiedener Organe und Organgruppen, wodurch das
Entstehen des eigenthümlichen Krankheitsbildes vorzugsweise
bedingt ist.

In diesen primär ergriffenen Organen und Organabschnitten[1]) erfolgt nun nicht nur die sogenannte »Incubation« d. h. die allererste Vermehrung der pathogenen Pilze, sondern diese Vermehrung geht in der Regel soweit, bis die eintretende reactive »entzündliche« Veränderung des betreffenden Gewebes dieselbe wiederum unterdrückt. Diese Reaction schafft also Immunität des betreffenden Organes gegen den specifischen Infectionspilz und damit Immunität des ganzen Körpers gegen denselben, da dieser Pilz ja ohnehin nur in jenem einzigen Organe concurrenzfähig gewesen war. Dass diese nämliche reactive Entzündung es ist, deren Folgezustände auch für längere Dauer dann dem Körper Immunität verleihen, kann nicht bezweifelt werden. Denn überhaupt muss ja jede Entzündung eine Veränderung der betreffenden Gewebspartie zurücklassen, und dass diese Veränderung keine für Pilze günstige sein könne, liegt auf der Hand, nachdem eben die Entzündung selbst so ausserordentlich die Widerstandsfähigkeit des Gewebes gegen Pilze erhöht.

Das »Specifische« der Immunität gegenüber verschiedenen Infectionskrankheiten liegt somit nicht in der Qualität einer allgemeinen Körperveränderung — eine Annahme, die angesichts der zahlreichen infectiösen Processe, welche specifische Immunität bewirken, zu ausserordentlich complicirten Vorstellungen führen würde — sondern in der Localität der jeweiligen Veränderung.

Unsere Vorstellungen über dieses schwierige Problem sind hiemit ganz ungemein vereinfacht und für ein praktisches Eingreifen zurecht gelegt. Denn es ist gar kein Grund vorhanden, für diese localisirten Veränderungen noch weiter etwas qualitativ »Specifisches« anzunehmen. Vielmehr glaube ich mit Bestimmtheit annehmen zu sollen, dass alle diese Veränderungen des Gewebes, welche für die verschiedensten Infectionskrankheiten Immunität verleihen, im Wesentlichen gar nichts anderes sind,

---

[1]) Später, wenn die pathogenen Bacterien in den primär ergriffenen Organen sich vermehrt haben, können auch andere Organe erkranken, weil nunmehr die vergrösserte Zahl der Pilze und die Mitwirkung ihrer giftigen Zersetzungsstoffe die fehlende Anpassung auf andere Organe ersetzt.

als immer ein und die nämliche entzündliche Reaction, die nur in jedem einzelnen Falle ein anderes Organ, einen
anderen physiologisch-morphologischen Gewebsabschnitt betrifft.

So wenig der Muskel auf die verschiedenartigsten Nerven-
reize anders als immer durch die gleiche Contraction zu ant-
worten vermag, mit bloss quantitativer Verschiedenheit, so wenig
wird die lebende Gewebszelle (wenn wir von den eigentlichen
Entartungen absehen, wenn wir bei den sozusagen normalen
Leistungen verbleiben) überhaupt die Fähigkeit besitzen, auf ver-
schiedenartige chemische Reize in specifisch verschiedener reac-
tiver Weise sich zu verändern.

Somit muss es möglich sein, durch irgend welchen entzündlichen Reiz, wenn derselbe auf die rich-
tigen Organe ausgeübt werden kann, ebenfalls Immunität gegen Infectionskrankheiten zu verleihen.

Ich habe diese Consequenz desshalb längere Zeit nicht gezogen, weil ich in der Meinung befangen war, es gebe überhaupt
keine eigentlichen Entzündungsreize, als nur die Spaltpilze und
deren chemische Thätigkeit, und weil ich glaubte, dass bei allen
scheinbaren chemischen Entzündungsreizen nur durch indirecte
Begünstigung von sonst unschädlichen Bacterien die zur Entzündung führende Reizung zu Stande komme.

Diese Meinung habe ich aufgegeben. Es gibt vielmehr wirk-
liche chemische Entzündungsreize d. h. chemische Stoffe, die in
so geringer Menge schon entzündlich reizen, dass von einer in-
directen Begünstigung von Pilzen dabei nicht die Rede sein kann.

Diese Stoffe sind: Arsen, Phosphor und Antimon.

Die entzündliche Wirkung von Arsen und Phosphor erhellt
schon aus dem Eintreten fettiger Degeneration der wichtigsten
Körpergewebe bei acuter Vergiftung mit diesen Stoffen, insoferne
diese rasch eintretende fettige Metamorphose als Ausgang einer
heftigen entzündlichen Veränderung gedeutet werden muss. Ferner
jedoch ist die specifisch entzündliche Wirkung kleiner, nicht tödt-
licher, aber lange fortgesetzter Gaben von Phosphor und Arsen
durch die exacten Untersuchungen von G. Wegner[1] und

---

[1] Virchow's Archiv Bd. 55 (1872) S. 11.

Th. Gies[1]) constatirt. So erwähnt Wegner als Folgezustände der Phosphorfütterung und zwar bei langsam allmählicher Steigerung minimaler Dosen bei Kaninchen und Hühnern vor allem die merkwürdige Einwirkung auf das Knochenwachsthum, die nur als chronische ossificirende Periostitis und Ostitis aufgefasst werden kann; alsdann entzündliche Hyperaemie und Schwellung der Magenschleimhaut, nach Monaten Verdickung derselben um das 3 fache, Verlängerung der Drüsen und Zunahme des Bindegewebes; ferner chronische Hepatitis mit Zunahme des interstitiellen Bindegewebes. Und bei lange fortgesetzter Arsenfütterung mit anfangs minimalen, später etwas steigenden Dosen findet sich ebenfalls Verdickung und Hyperaemie von Magen- und Darmschleimhaut, starke fettige Degeneration von Leber, Milz, Nieren und Herzmuskel, und endlich genau die gleiche anregende Wirkung auf das Knochenwachsthum wie beim Phosphor, die in beiden Fällen als Folge eines geringen aber andauernden Reizzustandes zu deuten ist.

Es fragt sich nun zunächst: Sind diese entzündlichen Zustände nur vorübergehender, oder sind sie stabiler Natur, so dass ein späteres Aufhören der Phosphor- oder Arsen-Zufuhr dieselben nicht mehr völlig verschwinden lässt? Hierauf muss zunächst geantwortet werden, dass das letztere sehr wahrscheinlich ist. Einmal sah schon Wegner bei den Hyperostosen, die er durch künstliche Einwirkung von Phosphordämpfen auf Knochenwunden erzeugte, zu seiner Verwunderung, dass diese Hyperostosen einen stabilen Charakter tragen und selbst Monate nach der Heilung sich unverändert erhalten. Ausserdem aber spricht die rege Betheiligung des Bindegewebes an den entzündlichen Bildungen entschieden dafür, dass dieselben einen haltbaren Charakter besitzen, da erfahrungsgemäss dieses Gewebe zu späterer Einschmelzung nur sehr geringe Neigung zeigt.

Wenn nun also Phosphor und Arsen als allgemeine Entzündungsreize für den Körper zu betrachten sind, so fragt es sich doch sehr, ob von dieser immerhin gefährlichen und sehr

---

[1]) Archiv für experimentelle Pathologie und Pharmakologie. Bd. 8 (1877) S. 175.

eingreifenden Wirkung mit Rücksicht auf den Schutz gegen Pilze ein Vortheil zu erwarten sei? Es fragt sich, ob das Mittel hier nicht schlimmer ist, als dasjenige, wogegen es helfen soll?

Hiebei kommt nun vor allem in Betracht, dass die entzündliche Reizung eines Gewebes, welche dasselbe gegen die Etablirung einer specifischen Pilzvegetation zu schützen im Stande ist, gewiss nur äusserst gering zu sein braucht. Wäre dies nicht so, dann wäre die lange Dauer einer erworbenen Immunität nicht begreiflich, da doch nach Jahren die einmal ergriffenen Gewebe von völlig normalen sich nicht mehr viel unterscheiden können, trotzdem aber eine erneute specifische Vegetation am Aufkommen verhindern. Die Erklärung dieser Erscheinung ist offenbar in dem Wesen des Concurrenzvorganges zu suchen, bei dem zwei feindliche Gewalten, die Lebensenergie der thierischen und jene der Pilzzellen sich gegenseitig die Waage halten. Wenn auch der Waagebalken mit grossen Gewichten belastet ist, so kann — bei völligem Gleichgewicht — dennoch ein Lufthauch dafür entscheiden, welche von beiden Waagschalen sinken muss. Dieser Lufthauch aber ist im gegebenen Falle eine äusserst geringe, für alle übrigen Hülfsmittel absolut nicht erkennbare entzündliche Veränderung oder der Folgezustand einer solchen.

Auf Grund dieser Ueberlegung dürfen wir die Hoffnung fassen, dass schon äusserst minimale Wirkungen von Phosphor und Arsen genügen können, um den Geweben des thierischen Körpers die erwünschte Widerstandsfähigkeit gegen die Infectionspilze zu verleihen, Mengen, welche anscheinend d. h. in jeder anderen Beziehung, vollständig wirkungslos bleiben.

Damit scheint nun eine Hypothese fertig, die man zum Ausgangspunkt von Versuchen machen könnte, wobei ein besonderes Gewicht die Frage verdient, ob denn Arsen und Phosphor nicht schon in kleinen Dosen so schädliche Nebenwirkungen äussern, dass von irgend einer praktischen Anwendung derselben nicht die Rede sein kann.

Ich muss gestehen, dass ich selbst anfangs etwas derartiges für möglich, ja wahrscheinlich hielt. Allein die exacten Untersuchungen Wegner's und jene von Gies, alsdann aber die ungeheure Zahl der über Arsen vorhandenen Erfahrungen belehrten mich bald eines Besseren und überzeugten mich, dass an eine solche Anwendung im Gegentheil sehr wohl zu denken sei. Denn nicht nur, dass diesen Stoffen bei angemessenem Gebrauche keine ungünstigen Nebenwirkungen zukommen, so äussern sie ganz im Gegentheil in jeder Hinsicht die vortheilhaftesten Einflüsse auf den menschlichen und thierischen Organismus, ähnlich, aber in unvergleichlich höherem Grade, wie ja auch andere Gifte, z. B. Alkohol, Caffeïn, Nicotin etc. in geringen Dosen eine fördernde Wirkung erkennen lassen. Insbesondere diejenigen Erfahrungsthatsachen aber, welche über das Verhalten, namentlich des Arsens gegen Infectionskrankheiten Aufschluss geben, gewähren der aufgestellten Hypothese schon gegenwärtig eine ganz unerwartete Bestätigung und erlauben, dieselbe schon jetzt als »Theorie« zu begründen.

Fassen wir diese Erfahrungen zunächst übersichtlich zusammen, so ergibt sich Folgendes:

1. In kleinen Dosen lange Zeit hindurch angewendet, übt das Arsen bei allen Säugethieren (Pferd, Rind, Schwein, Hund, Kaninchen) und bei dem Menschen einen ganz merkwürdig steigernden Einfluss auf die Ernährung und das Wachsthum, insbesondere aber auf den Fettansatz, die Entwicklung von Knochen und Muskeln. Diese Wirkung kann gedeutet werden theils durch einen Einfluss auf den Appetit, der meist durch Arsen erhöht wird, theils aber durch eine gesteigerte »Neigung zum Ansatz«, ein Begriff, mit dem wir nothwendig rechnen müssen, so wenig es auch bis jetzt gelang, denselben wissenschaftlich zu erläutern[1].

---

[1] Das Vorhandensein und anderseits der Mangel dieser »Neigung zum Ansatz« erklären allein, warum ein Magerer trotz colossaler Nahrungsaufnahme mager bleiben kann, während z. B. ein Kräftiger, Fettreicher, durch vorübergehende Krankheit aber Herabgekommener, in der Reconvalescenz bei nicht grösserer Nahrungszufuhr als im obigen Falle, sehr rasch seinen Leibesumfang wieder erreichen kann.

Ganz das Gleiche scheint nach den Untersuchungen Wegner's auch für Phosphor der Fall zu sein. Auch die mit kleinen Phosphorgaben lange Zeit gefütterten Thiere gediehen besser, und entwickelten namentlich das Skelet viel stärker als die Controlthiere.

2. Bei Arsen und Phosphor findet eine allmähliche Angewöhnung des Körpers statt, so dass das Mehrfache der sonst vergiftenden Dosis ohne Nachtheil vertragen werden kann. Der in Graz 1875 vorgestellte Arsenesser verzehrte vor den Augen der Naturforscherversammlung 0,4 g arseniger Säure[1]. Aehnliche Mengen sind in amtlichen Berichten von Aerzten in Steiermark als sicher verzehrt constatirt worden. Es ist ferner schon eine alte, leider jedoch oftmals nicht beachtete Erfahrung, dass bei lange fortgesetztem Gebrauche des Arsens, wobei man allmählich höhere Dosen erreichte, dann wegen der erfolgten Angewöhnung des Körpers nicht mit einem Male, sondern nur ganz allmählich die gereichten Dosen wieder vermindert werden dürfen.

3. Selbst der lebenslang fortgesetzte Gebrauch des Arsens hat, sogar in jenen grossen Dosen, welche die steirischen Arsenesser gebrauchen, keinerlei nachweisbar nachtheilige Folgen. Im Gegentheile ergaben die durch den k. k. Landes-Medicinalrath Dr. Julius Edler von Vest Ende der 50er Jahre in Steiermark eingeleiteten Recherchen, welche 17 ärztliche Berichte aus allen Gegenden Steiermarks zu Tage förderten, übereinstimmend, dass die Arsenikesser in der Regel starke, gesunde Leute sind, ja sogar muthig und rauflustig. und dass sie meist ein hohes und gesundes Alter erreichen[2]. Ganz das Gleiche ergibt sich aus allen übrigen

---

[1] Tageblatt der 48. Versammlung deutscher Naturforscher und Aerzte in Graz (Graz 1875) S. 68.

[2] Diese Berichte wurden zusammengestellt durch Dr. Eduard Schäfer, Professor an der medicinisch-chirurgischen Lehranstalt zu Graz in: Sitzungsberichte der mathemat.-naturwiss. Classe der kais. Akademie der Wissenschaften zu Wien (1860) Band 41 S. 575. Die wichtigsten Stellen lauten: ›Arsenikesser sind in der Regel starke, gesunde Leute, zumeist der niederen Volksklasse angehörig — Holzknechte, Pferdeknechte, Schwärzer, Waldhüter. Obwohl das weibliche Geschlecht dem Arsenikgenusse nicht abhold ist, so gehört doch die grösste Zahl der Arsenikesser dem männlichen Geschlechte an, sie verfallen schon oft im frühen Alter (18 Jahre) in diese Gewohnheitssünde, werden dabei alte Leute (76 Jahre); dabei sind sie muthig und rauflustig — und von regem

Angaben über die Arsenikesser. Niemals wurde, obwohl alle
Berichterstatter das Arsenessen theoretisch, d. h. dem herkömm-
lichen Vorurtheile blindlings folgend, als »Gewohnheitssünde« oder
als »Laster« verdammen, eine Arsenik-Cachexie bei diesen Leuten
nachgewiesen, während doch alle eigentlichen Gifte bei so starkem
Gebrauche schliesslich etwas derartiges bewirken.

4. Merkwürdigerweise bezeichnen die Arsenikesser in Steiermark
als hauptsächlichsten Grund ihrer Uebung den Wunsch durch
das Arsen sich vor Krankheiten jeder Art zu schützen.
Man darf wohl mit ziemlicher Zuverlässigkeit annehmen, dass
sie sich hierin auch nicht getäuscht sehen werden, da der gesunde,
durch keine Theoreme beirrte Sinn des Volkes ein Mittel, das
gar keine direct angenehmen Wirkungen auf die Sinnesorgane
ausübt, sonst wohl längst wieder verlassen haben würde. Abge-
sehen hievon gibt es jedoch unmittelbare Anhaltspunkte für die
Wirksamkeit des Arsens als Prophylacticum. Schon in den
50er Jahren wurde Arsen von Frankreich aus dringend
als Schutzmittel gegen Malaria empfohlen und dem
Chinin vorgezogen [1]), und dasselbe gilt auch jetzt dort sowie
in Nordamerika als das vorzüglichste Fiebermittel. Ausserdem
liegt auch guter Grund vor, das Arsen als Prophylacticum gegen
den Milzbrand der Schweine zu betrachten. Aus gănz zuverlässiger
Quelle wurde mir mitgetheilt, dass in Niederbayern in einer von
jener Krankheit viel berührten Gegend seit dreissig Jahren alle
diejenigen Gehöfte, welche sich des dort von einer Seite her
empfohlenen arsenhaltigen Bleiglanzerzes als prophylaktischen
Zusatzes zum Schweinefutter bedienten, von der Seuche völlig

Geschlechtstriebe; letzteres ist in mehreren Berichten als ein Merkmal des
Arsenikgenusses angeführt. Veranlassung zum Arsenikessen ist der Wunsch
»gesund und stark zu bleiben« und sich dadurch vor Krankheiten jeder Art
zu schützen; selten wird der Arsenikgenuss bei schon Kränkelnden begonnen,
obwohl er auch gegen Schwerathmigkeit gebraucht wird. Gewöhnlich bleibt
der Arsenikesser auch bei längerem Genusse (20—30 Jahre) gesund, fühlt bei
geringeren Dosen und zeitweiligem Aussetzen des Giftes eine Schwäche des
ganzen Körpers, die denselben zu erneutem Genusse anspornt.«

[1]) Nouveau Traité de matière médicale de thérapeutique et de pharmacie
vétérinaires par M. F. Tabourin. Paris 1853.

verschont blieben, trotz reichlicher Gelegenheit zur Einschleppung. Sicherlich gibt es genug derartige Erfahrungen, ohne dass dieselben bis jetzt in der Literatur zu Tage traten.

5. Ferner besitzt Arsen, innerlich consequent angewendet, eine ganz staunenswerthe heilende Wirkung auf mehrere sehr hartnäckige chronische Krankheiten, welche in der Haut ihren Sitz haben. Man hat die Ursache dieser Affectionen (hauptsächlich Psoriasis und Lichen rubrum) bis jetzt noch nicht nachweisen können; ich halte es jedoch für sehr wahrscheinlich, dass Bacterien dabei betheiligt sind, welche vom Darm aus ins Blut und in die Haut gelangen und nun daselbst entzündliche Veränderungen bewirken. Allerdings glaubt man hiebei an eine specifische Wirkung des Arsens auf das Hautorgan, ohne jedoch nur irgend einen Grund dafür beibringen zu können. Denn, was wir experimentell über die Wirkungen kleiner Arsenmengen wissen, lässt keineswegs irgend eine besondere Wirkung auf ein einzelnes Organ, sondern nur einen gleichmässig verändernden Einfluss auf den ganzen Organismus erkennen. Es existirt daher nicht der Schatten eines Beweises für die geläufige Annahme einer specifischen Wirkung des Arsens auf die Haut. Vielmehr steht diese Hypothese mit allen übrigen Thatsachen in unauflöslichem Widerspruch und muss desshalb fallen gelassen werden. Wir können nur eine allgemein verändernde Wirkung des Arsens auf alle Gewebe annehmen, wodurch dieselben allmählich gegen Spaltpilze immun werden, so dass dann alle in denselben existirenden Pilzvegetationen verschwinden. Kleine Phosphorgaben würden ohne Zweifel das nämliche bewirken, da auch sie nach Wegner's Untersuchungen eine allmähliche Veränderung des Körpers im gleichen Sinne herbeiführen. Die Annahme einer specifischen Wirkung des Arsens auf die Haut kam lediglich daher, weil nur dieses Gewebe der unmittelbaren Beobachtung zugänglich ist. Man sah, dass die Haut »schön« wurde, wie denn überhaupt das Arsenessen eine »schöne« Haut machen soll. Eine vorurtheilslosere Betrachtung dürfte aber ergeben, dass nicht nur die Haut, sondern der ganze Körper dabei »schön«, d. h. rein wird von gelegentlichen Pilzvegetationen und immun gegen dieselben.

6. Endlich ist es eine alte Erfahrung, dass die Leichen mit Arsenik vergifteter Menschen in auffälliger Weise der Fäulniss Widerstand leisten. Man hat dies stets mit der antiseptischen Wirksamkeit der arsenigen Säure in Zusammenhang gebracht, ohne zu bedenken, dass die Concentration dieses Stoffes in den Körpersäften hiezu eine viel bedeutendere sein müsste, als sie es wirklich ist. Denn die antiseptische Wirksamkeit der arsenigen Säure ist ziemlich gering; dieselbe beträgt nach Versuchen, welche ich angestellt habe, nur ⅝ von derjenigen der ohnehin schwach wirkenden Salicylsäure. Zur Verhinderung oder merklichen Verzögerung der Fäulniss müsste man in den Organen einer Leiche bei Salicylsäure mindestens die Concentration von 1 promille voraussetzen, wonach 45 g Salicylsäure für einen mittleren männlichen Körper erforderlich wären. Von der arsenigen Säure aber bedürfte es zum gleichen Zwecke 70 g!! Es ist klar, dass derartige Fälle überhaupt nicht vorkommen.

Ferner findet sich die Angabe, dass Leichen von Arsenikessern ebenfalls in auffallender Weise der Fäulniss Widerstand leisten[1]). Es wäre sehr verfehlt, diese Angabe desshalb für unrichtig zu halten, weil sie zunächst auffallend erscheint. Wie sollte überhaupt jemand auf einen derartigen Einfall kommen, wenn keine Thatsachen vorgelegen haben?

Beide Erscheinungen sind nur erklärlich durch die merkwürdige Veränderung, welche der Arsenik in den Körpergeweben bewirkt, Veränderungen, welche so energisch pilzwidrig wirken, dass alle vorhandenen Spaltpilze getödtet, das Eindringen solcher von aussen her für längere Zeit unmöglich gemacht wird. Diese Thatsachen beweisen somit in ganz eminentem Grade, dass die Arsenwirkung dem Gewebe Schutz gegen die Spaltpilze verleiht. Wenn sogar nach Erlöschen der Lebensthätigkeit dieser Schutz noch andauert, dann darf man mit Gewissheit darauf rechnen, dass derselbe während des Lebens, wo noch die normale Widerstandsfähigkeit der lebenden thierischen Zelle hinzutritt, um so kräftiger sich bewähren werde.

---

[1]) Hasselt-Henkel, Allgemeine Giftlehre (Braunschweig 1862) S. 237.

Alle diese Angaben liessen sich in umfangreicher Weise aus
der vorhandenen Literatur begründen. Ich möchte jedoch nur
einige einzelne Punkte noch besonders zur Sprache bringen; zunächst denjenigen von der Unschädlichkeit lange fortgesetzten
Arsengebrauches.

Ausser den Berichten über das Arsenikessen in Steiermark
existiren noch weitere analoge Erfahrungen aus England, desshalb von unschätzbarem Werthe, weil sie selbst für Generationen
hindurch andauernden Gebrauch die Unschädlichkeit gewisser
Mengen von arseniger Säure auf den menschlichen Organismus
darthun. Die Bewohner einer ganzen Ortschaft (Whitbeck in
Westcumberland) geniessen daselbst von jeher, jedenfalls seit ur-
alten Zeiten das arsenhaltige.Wasser des Flüsschens Whitbeck
und bedienen sich desselben zu allen Zwecken des Lebens. Nicht
nur, dass niemals irgend welche Vergiftungssymptome sich zeigen,
so übt im Gegentheile dies Wasser einen sehr wohl-
thätigen Einfluss auf die Bewohner, so dass ähnliche
Wirkungen wahrgenommen werden, wie bei den Arsenikessern
in Steiermark: schönes, blühendes Aussehen und hohes Alter bei
einem grossen Theile der Bevölkerung.

Dass dieses Wasser nicht allzuwenig Arsen enthalte, beweist
der Umstand, dass beim Bau der Eisenbahn nach Whitbeck anfangs der Gebrauch des Wassers bei den nicht daran gewöhnten
Arbeitern geringe Vergiftungssymptome, nämlich Trockenheit im
Munde und Schlunde bewirkte; dies schwand jedoch bald, die
Arbeiter gewöhnten sich daran, und sie und ihre Pferde sollen
in einiger Zeit ein besonders gutes Aussehen gezeigt haben[1]).

Es ist kein Grund, an diesen Berichten zu zweifeln, da die
angegebenen Thatsachen mit den vorhandenen experimentellen
Resultaten und mit allen übrigen Erfahrungen völlig überein-
stimmen, und da ferner alle Berichterstatter, im sicheren Glauben
an die Schädlichkeit des Arsens, eher geneigt waren, die Sache,
wenn möglich, in ungünstigem Lichte darzustellen.

Auch der gewiss nicht voreingenommene Hebra konnte
von den Wirkungen langen Arsengebrauchs auf das Allgemein-

---

[1]) Hasselt-Henkel, Allgemeine Giftlehre (Braunschweig 1862) S. 237.

befinden trotz seiner reichen Erfahrung niemals irgend welche Nachtheile constatiren[1]). Im Gegentheile sah derselbe gerade von monatelangem Gebrauch sogar einen »in jeder Beziehung günstigen Erfolg«, was offenbar nur dahin verstanden werden kann, dass wie bei den Arsenikessern das Allgemeinbefinden und die Ernährung bei seinen Patienten sich wesentlich gehoben haben.

Ebenso äussert sich auch Romberg nach seinen Erfahrungen sehr günstig über die allgemeine Wirkung des Arsens[2]).

Man könnte nun denken, es sei eben nur gesunden, wenigstens relativ gesunden und kräftigen Menschen möglich, an den Gebrauch des Arsens sich zu gewöhnen. Dies ist jedoch keineswegs der Fall. Im Gegentheil lehrt die alte und völlig unumstössliche ärztliche Erfahrung, dass gerade schwächliche, scrofulöse Kinder, überhaupt herabgekommene Individuen diejenigen sind, bei denen die sogenannte »tonische« Wirkung des Arsens am prägnantesten in die Erscheinung tritt. Solche elende Kinder blühen auf, werden rothbackig und kräftig, und, bei genügend lange fortgesetztem Gebrauche, auch gesund[3]).

---

[1]) Handbuch der speciellen Pathologie und Therapie von R. Virchow. Acute Exantheme und Hautkrankheiten von Hebra. Erlangen 1860. S. 294: »Auf diese Weise ereignete es sich, dass mehrere Kranke bis zum Verschwinden ihres Hautleidens die enorme Quantität von 2000 asiatischen Pillen consumirten, in welchen mehr als 160 Gran weisser Arsenik enthalten war. Es versteht sich von selbst, dass beim Gebrauche grosser Dosen von Arsenik der Kranke stets unter ärztlicher Obhut stand und genau beaufsichtigt wurde. In keinem Falle sahen wir eine ungünstige Arsenikwirkung eintreten und können daher mit Beruhigung bei derlei hartnäckigen Hautübeln selbst so grosse Dosen der asiatischen Pillen unseren Collegen empfehlen.«

[2]) Lehrbuch der Nervenkrankheiten des Menschen (Berlin 1857) S. 66: »Die Besorgnisse vor schädlichen Eingriffen vorsichtig verordneten Arseniks in die Reproduction sind Chimären: die Engländer rechnen ihn zu den tonic metalls, und ich kann versichern, dass ich in den zahlreichen Fällen verschiedenartiger Krankheiten, gegen welche ich seit den letzten 6 Jahren den Arsen häufig anwandte, niemals einen verderblichen Einfluss, wie etwa Tabes, Hydrops Lähmung, diese so oft und so lange gefürchteten Gespenster, ja bei vielen Kranken eine Verbesserung der Ernährung mit gesteigerter Esslust beobachtet habe.«

[3]) Ebenso ist es eine ganz sichere veterinärärztliche Erfahrung, dass gerade »bei heruntergekommenen Subjecten besonders auffällig« die günstige Wirkung des Arsens zu Tage tritt. S. E. Vogel, Specielle Arzneimittellehre für Thierärzte (2. Aufl. Stuttgart 1881) S. 422.

Wenn aber das Arsen bei Scrofulose nicht nur vertragen wird, sondern sogar sehr günstig wirkt, dann, wage ich zu sagen, muss es, nach seiner allgemeinen Wirksamkeit im Körper, auch bei anderen analogen Zuständen, dann muss es auch bei der verwandten Tuberculose von Nutzen sein. Freilich, wenn man so lange wartet, bis faustgrosse Cavernen sich gebildet haben, dann ist wohl alles umsonst. Allein prophylaktisch, d. h. bei den ersten unscheinbaren Anfängen des Leidens und auch beim blossen begründeten Verdachte auf Disposition zur Phthise muss hier vorzüglich gewirkt werden können. Es ist nach dem, was wir wissen, absolut kein Grund einzusehen, warum, wenn die Haut durch innerlichen Arsengebrauch gesund wird, wenn die scrofulösen Lymphdrüsen zur Norm zurückkehren, warum dann nicht auch die Lunge gesund und gegen Bacterien allmählich immun werden sollte.

Auch fortgesetzte kleine Phosphorgaben wirken vermuthlich ebenso vortheilhaft und schützend gegen Krankheiten auf den Organismus wie kleine Arsenmengen. Allein es gibt hier keine bezüglichen Erfahrungen, wenn man nicht die zufälligen aber immerhin bedeutungsvollen Beobachtungen Wegner's hier anführen will. Bei seinen Untersuchungen über die Wirkung fortgesetzter kleiner Phosphorgaben auf den Organismus nahm Wegner mehrmals bei Hunden und Kaninchen die Jungen von an Zahl bedeutenden Würfen zu seinen Experimenten, indem er, wenn dieselben ein gewisses Alter erreicht hatten, die Hälfte davon mit Phosphor fütterte, die andere Hälfte dagegen zur Controle ohne Phosphor aufzog. »Durch Zufall, der an sich eigenthümlich genug ist, gingen fast regelmässig diejenigen Thiere, denen das Mittel nicht gereicht wurde, an allerlei intercurrenten Krankheiten zu Grunde.« Es dürfte wohl kaum zweifelhaft sein, dass hier kein Zufall, sondern die schützende Wirkung des Phosphors gegen Pilzkrankheiten ihren Einfluss äusserte.

Jedenfalls zeigt auch Phosphor in kleinen Dosen keine nachtheilige, sondern im Gegentheil eine fördernde Wirkung auf Wachsthum und Fettansatz. Wegner hat neugeborenen Kaninchen ohne irgend welchen Schaden Phosphor in angemessener Quan-

tität gegeben mit ausgesprochener Wirkung auf die Knochen und
»bei bestem Befinden dieser so empfindlichen Thiere«. Ja, es
schien ihm bei jungen Hunden und Kaninchen, die das Mittel
erhielten, »als ob diese Thiere im Grossen und Ganzen sich kräftiger entwickelten, als ob das Knochensystem und mit ihm die
Musculatur ein erheblicheres Wachsthum darböten«.

Daraus geht wohl unzweifelhaft hervor, dass Phosphor und
Arsen, die ja im chemischen Charakter so nahe stehen, nicht
nur hinsichtlich ihrer giftigen Wirkungen, wie man schon immer
wusste, sondern auch hinsichtlich des günstigen Einflusses kleiner
Gaben auf den Organismus der Säugethiere vollständig analog
sind. Somit kann die förderliche Wirkung kleiner Arsengaben
nicht als eine specifische Eigenschaft dieses Mittels betrachtet
werden. Dieselbe muss vielmehr aus seinen allgemeinen Wirkungen und Eigenthümlichkeiten sich consequent erklären lassen
und nothwendig mit diesen in Beziehung stehen.

In der That ist es, nach dem was wir wissen, offenbar immer
ein und dieselbe Eigenschaft des Arsens, welche seine giftigen
sowohl als seine nützlichen Leistungen und schliesslich auch
seine bekannten förderlichen Nervenwirkungen erklärt. Es reprä-
sentirt dieser Stoff zugleich mit dem Phosphor (Antimon ist weniger wirksam) das intensivste trophische [1]) Reizmittel auf die
thierische Zelle und zwar, wie es scheint, auf jede Zelle, auch
auf die Nervenganglienzelle. Bei diesem Reiz aber scheinen gar
keine ungünstigen Nebenwirkungen mit unterzulaufen, da sonst
der lange fortgesetzte Gebrauch des Arsens ohne jeden Nachtheil
unmöglich wäre. Nur darf, wenn die Zelle an diesen Reiz gewöhnt ist, derselbe nicht plötzlich entzogen werden, was ja ohne
weiteres aus Analogie begreiflich ist.

Dass nun so stark reizende Mittel sehr bald, d. h. schon bei
geringen absoluten Mengen auf die nicht angewöhnte Zelle, namentlich auf die empfindliche Ganglienzelle allzu intensiv und
darum höchst verändernd, höchst nachtheilig einwirken müssen,

---

[1]) Ich glaube nicht, dass eine Schwierigkeit besteht, sich einen ganz
minimalen Entzündungsreiz zunächst noch als einen bloss trophischen d. h. noch
innerhalb normaler Grenzen gelegenen vorzustellen.

ist nur begreiflich. Die giftige Wirkung grösserer Arsen- und Phosphordosen befindet sich sonach mit dem günstigen Einfluss kleiner Mengen derselben durchaus nicht im Widerspruche, so wenig als die günstige Wirkung kleiner Alkoholmengen mit der vergiftenden grosser Dosen.

Unsere ganze Auffassung über den Arsen wäre eine total andere, wenn dieses Mittel nicht in so grossen Mengen in der Natur vorkäme, wenn es vielmehr, wie viele Pflanzengifte, immer nur in Spuren gebildet würde und darum auch nur in geringen Mengen von jeher zur Anwendung gelangt wäre. Käme der Arsen wie z. B. das Caffeïn nur in gewissen Früchten vor, aus denen erst durch Extraction eine ganz schwache Lösung erhalten werden könnte, dann wüsste man beinahe so gut als nichts von Vergiftungsfällen durch denselben; dagegen wäre die günstige Wirkung des Mittels längst eine weltbekannte, eine überall geschätzte.

Ich glaube, es sollte des »Homo sapiens« würdig sein, diesen Fehler der Natur zu verbessern; ich meine, es wäre an der Zeit, ein uraltes, theoretisch-pedantisches Vorurtheil abzustreifen [1]). Wir

---

[1]) Dieses Vorurtheil ist heutzutage noch so mächtig, dass in einem sehr bekannten Lehrbuche der Arzneimittellehre vom Jahre 1878 nicht nur alle günstigen Wirkungen kleiner Arsengaben vollständig verschwiegen, sondern sogar die vorhandenen Thatsachen in das Gegentheil verkehrt werden. So heisst es: alle die Angaben über Arsenikesser stammten von »novellistischen Beobachtern«, während doch, wie erwähnt, die amtlichen Berichte von 17 steirischen Aerzten mit ganz präcisen Angaben vorliegen. Ferner wird behauptet, das Arsenikessen sei gar nicht erwiesen; auf der Naturforscherversammlung in Graz habe nur ein Individuum 0,4 g des unlöslichen Schwefelarsen genommen, worin nur wenig arsenige Säure gewesen sein konnte — während thatsächlich ein Individuum 0,3 g Schwefelarsen, ein anderes aber 0,4 g arsenige Säure in Substanz vor den Augen der Versammlung zu sich nahm. Ferner wird daselbst, was das allerstärkste ist, behauptet, Schäfer in Graz habe von 13 Todesfällen bei Arsenessern innerhalb 2 Jahren berichtet, während in Wirklichkeit Professor Schäfer in seinem oben citirten Berichte ausdrücklich das Gesundbleiben und das hohe Alter dieser Leute hervorhebt, und nur am Schlusse erwähnt, dass in Steiermark auch viele criminelle Arsenikvergiftungen vorkommen (natürlich aber am allerwenigsten gerade bei den Arsenessern, die ja an das Mittel gewöhnt sind), und dass ihm in 2 Jahren 13 solcher Fälle zur Beobachtung kamen. Es möchte doch scheinen, dass hier der Skepticismus, besser gesagt »wissenschaftliche Nihilismus« bedeutend zu weit getrieben ist, und dass man sich der Verantwortung, welche

gebrauchen ja soviele Gifte im täglichen Leben, obwohl diese Gifte bei consequenter Anwendung eingreifenderer Dosen nur nachtheilige Wirkungen und keine einzige günstige entfalten. Warum soll ein Mittel consequent perhorrescirt werden, das bei richtigem Gebrauche umgekehrt noch niemals nachtheilige, sondern nur förderliche Einflüsse entfaltet hat?

Wenn ein Polynesier, der noch niemals den Einfluss des Alkohols an sich oder Andern beobachtete, dem dagegen von Temperenz-Missionären die gräulichsten Vorstellungen über die Wirkungen dieses »Giftes« beigebracht wurden, wenn dieser Mann nach Europa käme, so würde er ohne Zweifel nichts anderes zu sehen erwarten, als einen Haufen verkommener, taumelnder Trunkenbolde. Wie sehr würde er erstaunt sein, zu finden, dass dieses »Gift« in gewisser vernünftiger Weise angewendet doch gar keine so üblen Folgen habe.

Auch wir würden vielleicht sehr erstaunt sein, wenn wir uns die Arsenikesser näher betrachten könnten, von denen unsere Arsen-Temperenzler bestrebt sind, wo möglich, wenn es mit den vorhandenen gegentheiligen Angaben nur einigermaassen sich vereinigen liesse, ebenfalls die schauderhaftesten Schilderungen zu entwerfen.

Allerdings gab es auch, in früherer Zeit namentlich, Aerzte, welche den Arsen als Universalmittel in allen Krankheiten kannten und dringend empfahlen. Allein diese Errungenschaften gingen sämmtlich wieder verloren, und zwar aus folgenden Gründen:

---

aus dem Verschweigen entschieden günstiger Wirkungen erwächst, gar nicht bewusst ist. Immer hält man es nur für Gewissenssache, vor dem Arsen zu warnen, während bekanntlich mit anderen ebenso giftigen Stoffen, z. B. Morphium, in wenig bedächtiger Weise, und gewiss oft zum Nachtheile der Patienten gewirthschaftet wird. Offenbar ist es aber für die Menschheit ebenso schlimm, wenn entschieden günstige Wirkungen von massgebenden Autoritäten absichtlich verschwiegen werden, als wenn anderseits Stoffe empfohlen würden, die keine Wirkung oder im Gegentheile sogar eine nachtheilige äussern. Auch Romberg sagt in dieser Hinsicht (Lehrbuch der Nervenkrankheiten Band 1 (1857) S. 66): »Ueber kein Mittel herrschen solche Vorurtheile, wie über den Arsenik; viele Praktiker fürchten sich vor $1/_{40}$ Gran, während sie vor dem deleteren Strychnin keine Scheu verrathen.«

Einmal wusste man weder wie, noch was der Arsen bewirken sollte, d. h. es fehlte die Theorie, und die Menschen, besonders aber der ärztliche Stand, waren von jeher, und nicht ohne Recht, zu Theorien sehr geneigt.

Alsdann verlangte man von jedem Mittel, also auch vom Arsen, das Unbillige, dass es, wenn überhaupt wirksam, in allen Fällen, auch in den verzweifeltsten, noch helfen müsse. Wenn es da versagte, war ihm überhaupt der Stab gebrochen, anstatt dass man hätte daran denken sollen, wie ein solches Mittel, wenn es nur überhaupt nützlich ist, in den Anfangsstadien der betreffenden Krankheit, besonders aber als Prophylacticum immerhin die vorzüglichsten Dienste leisten kann. Namentlich die prophylaktische Wirksamkeit des Arsens aber, von der ich sicher überzeugt bin, wurde von jenen älteren Aerzten entweder überhaupt nicht erprobt, oder sie konnte nicht zur allgemeinen Wahrheit erhoben werden. Denn nach der Natur der Sache bleiben vereinzelte prophylaktische Wirkungen stets ohne Beweiskraft. Erst ein allgemeinerer Versuch, dessen Erfolg sich in grösseren Zahlen ausdrückt, kann hier entscheiden.

Gerade dies war auch der hauptsächlichste Grund, wesshalb ich mit diesen Erwägungen schon jetzt an die Oeffentlichkeit hervortrat. Denn es ist dringend zu erhoffen, dass von vielen Seiten mit Versuchen über diese praktisch so eminent wichtigen Fragen begonnen werde.

Da das Arsen im Körper, und zwar in allen Geweben desselben nachweisbar Veränderungen hervorbringt, so gibt es nur zwei Möglichkeiten: Entweder sind diese Veränderungen bei der Concurrenz mit den Spaltpilzen günstig — oder sie sind ungünstig — tertium non datur. Alle Erfahrungen über die Arsenwirkungen bei Menschen und Thieren beweisen, dass sie nicht ungünstig sein können; folglich müssen dieselben einen Schutz gewähren. Auf Grund dieser Schlussfolgerung halte ich es für gerechtfertigt, meine Hypothese als »Theorie« hinzustellen, d. h. als eine Vorstellung, welche nicht bloss möglich ist, sondern die eine grosse Wahrscheinlichkeit für sich hat.

Hauptsächlich aber wird sich dieses Mittel prophylaktisch bewähren, und, wie ich im voraus überzeugt bin, am meisten bei denjenigen Infectionskrankheiten, welche eine längere Incubationsdauer besitzen, also Blattern, Scharlach, Masern, Abdominal-Typhus etc. Der Grund liegt einfach darin, dass hier die Infectionspilze anfangs offenbar in sehr geringer Zahl in den Körper dringen und, wie auch die Erwerbbarkeit langdauernder Immunität durch einmaliges Ueberstehen beweist, anfangs ohnehin einen schwierigen Stand bei der Concurrenz mit den Gewebszellen haben.

Beinahe ebenso sicher halte ich die prophylaktische Wirksamkeit bei Diphtherie und Tuberculose; d. h. diese Erkrankungen müssten bei arsenigen Individuen seltener und leichter auftreten.

Weit weniger darf man sich Schutz versprechen bei denjenigen experimentell durch Impfung erzeugten Bacterienkrankheiten, mit denen bei Thieren gewöhnlich operirt wird: Milzbrand und die verschiedenen Formen der Septikaemie. Gleichwohl muss auch hier ein schützender Einfluss bemerkbar sein, wenn die Arsenwirkung bis auf einen gewissen Grad getrieben wird.

Was endlich die Therapie betrifft, so darf jene der acuten Bacterienaffectionen am wenigsten etwas vortheilhaftes für sich erwarten. Dagegen muss bei den chronischen Spaltpilzleiden, namentlich bei den lebensgefährlichen unter diesen Affectionen, dem Arsen nothwendig eine viel höhere Aufmerksamkeit zugewendet werden, als dies bisher geschah.

Die praktischen Aufgaben, welche aus diesen Ueberlegungen sich ergeben, sind zahlreich und vielseitig. Ich habe es nicht für statthaft gefunden, den theoretischen Einblick, der von so gewaltiger Tragweite werden kann, noch länger der Oeffentlichkeit vorzuenthalten.

Nachtrag.

Bezüglich der innerlichen Anwendung des Arsens sind aus principiellen Gründen folgende Puncte zu beachten.

1. Die Anwendung muss durchaus eine constante sein, d. h. es darf nur allmählich mit der gereichten Menge gestiegen und es muss allmählich wieder mit derselben abgebrochen werden, wenn der Gebrauch wieder aufgegeben wird. Innerhalb der Zeitdauer der Darreichung darf niemals das Mittel ausgesetzt werden.

Der Nichtbeachtung dieser so einfachen und bei der eintretenden Gewöhnung des Körpers an das Mittel selbstverständlichen Regeln sind ohne Zweifel fast alle die, allerdings nur vereinzelt auftauchenden Angaben zuzuschreiben, dass das Mittel bei längerem Gebrauch gewisse Vergiftungserscheinungen hervorgerufen habe.

Aus der Inconstanz der Anwendung erklärt sich auch, wesshalb bei den Arbeitern in Arsenhütten etc. niemals ein günstiger Erfolg des Arsens erwartet werden kann. Da hier die Aufnahme eine ganz zufällige ist, da einmal viel aufgenommen wird, dann wieder längere Zeit sehr wenig u. s. w., so bildet das Leben dieser armen Leute eine fortwährende Kette von Arsenvergiftungen und Rückschlägen, da bei so unregelmässiger Zufuhr niemals eine ordentliche Angewöhnung stattfinden kann. Gewiss würden sich solche Arbeiter mit dem regelmässigen Genuss möglichst hoher Arsendosen, der sie gegen die kleineren Schwankungen unempfindlich machen würde, im Ganzen viel besser stehen. Wie denn das Beispiel eines Directors auf einem Arsenikwerke bei Salzburg bekannt ist, der sich schon im 17. Jahre auf den Rath seines Chemieprofessors das Arsenikessen angewöhnte, um die für seine Stellung nothwendige Qualification allmählich zu erwerben.[1] Trotzdem ist übrigens, wie Hirt[2] angibt, gerade in denjenigen Werken, in welchen die Arsenerze auf die arsenige Säure verarbeitet werden, in denen somit der Einfluss der letzteren stark in den Vordergrund tritt, der Gesundheitszustand der Arbeiter keineswegs ein ungünstiger. Und ebensowenig ist dies bezüglich der Arbeiter in den Schweinfurter Grün-Fabriken der Fall.

---

[1] Hasselt-Henkel, Giftlehre (Braunschweig 1862) S. 236.
[2] Handbuch der Hygiene und der Gewerbekrankheiten von v. Pettenkofer und v. Ziemssen. Die Gasinhalationskrankheiten und die Gewerbevergiftungen von L. Hirt (1882) S. 117.

2. Die Form der Anwendung wird bedingt einmal durch den Wunsch, vollständige Resorption des Mittels zu erzielen; es sollen keine unbekannten Mengen des Medicaments etwa im Kothe wieder abgehen. Alsdann durch die Nothwendigkeit, alle localen Wirkungen im Verdauungscanal vollständig zu vermeiden.

Beiden Bedingungen wird genügt durch die Anwendung in möglichst verdünnter Lösung, und zwar mehrmals, mindestens 3 mal im Tage. Das Ideal bestünde ja offenbar darin, dem Blute fortwährend ganz geringe Spuren von Arsen zuzuführen. Die Bewohner von Whitbeck erreichen dies so ziemlich, indem alle ihre Speisen mit arsenhaltigem Wasser zubereitet sind. Man kann aber etwas ähnliches bezwecken, indem man die Arsenlösung bei Gelegenheit der 3 Hauptmahlzeiten den jedesmal genommenen Flüssigkeiten (Kaffee, Suppe, Abendtrunk) zusetzen lässt.

Was die Fowler'sche Lösung für einen besonderen Vortheil gegenüber einer einfachen Lösung von arseniger Säure in Wasser haben soll, weiss ich nicht. Jedenfalls scheint mir dieselbe zu concentrirt zu sein für die vorhandenen praktischen Zwecke. Desshalb schlage ich, dem Bedürfnisse entsprechend folgende 2 Lösungen vor, da eine einzige, ohne Unbequemlichkeit, nicht für alle vorkommenden Fälle ausreicht:

a) 1 Theil arsenige Säure auf 200 Theile destillirtes Wasser. Hievon enthalten 2 ccm = 10 mg arseniger Säure.

b) 1 Theil arseniger Säure auf 2000 Theile destillirtes Wasser. Hievon enthalten 2 ccm = 1· mg arseniger Säure.

Wenn man dem Patienten einen kleinen Messcylinder gibt, so kann derselbe täglich seinen Bedarf sich morgens abmessen und dann, wie erwähnt, denselben in ungefähr gleichen Portionen den Hauptmahlzeiten resp. den dabei genossenen Flüssigkeiten zumischen, wodurch die für allmähliche Resorption günstige und gegen jede locale Aetzwirkung schützende Verdünnung des Mittels erreicht wird. Die Concentrationen habe ich desshalb so gewählt, dass stets 2 ccm das Minimum der angewendeten Menge enthalten, weil 2 ccm die unterste Grenze schien, bei der ein hinreichend genaues Abmessen von Seite der Patienten noch erwartet werden darf.

Bei häufiger Anwendung dieser beiden Lösungen würde es sich empfehlen, dieselben durch Zusatz eines unschädlichen Farbstoffes, z. B. für die verdünntere eines röthlichen (Zusatz von etwas Rothwein), für die stärkere eines bläulichen erkennbar zu machen, damit jede nachtheilige Verwechslung ausgeschlossen ist.

3. Den Beginn der Cur würde ich stets mit 1 mg arseniger Säure machen und nicht mit 4 mg, wie das sonst wohl geschieht. Da bei letzterer Anfangsmenge hie und da geringe Vergiftungserscheinungen eintreten, und da es keinen Werth hat, mit grösseren Mengen zu beginnen, so empfiehlt sich diese Massregel von selbst.

Ueber die beste Art der Steigerung gibt es bis jetzt keine Anhaltspunkte. Da jedoch alle Autoren die Möglichkeit einer Anhäufung des Arsens, das ja keine Verbindungen mit den Albuminaten im Körper eingeht, verneinen, so sollte man denken, dass einer continuirlich-gleichmässigen Steigerung kein Hinderniss im Wege sei.

Ueber die täglichen Mengen, welche zur Erzielung von Immunität nöthig sein dürften, weiss man selbstverständlich noch nichts. Doch geben die zur Heilung hartnäckiger Hautkrankheiten erforderlichen Dosen wohl einen gewissen Anhaltspunkt. Hebra pflegte mit 4 mg pro Tag zu beginnen, stieg dann innerhalb 6 Tagen auf das Doppelte, und sagt, dass hier schon gewöhnlich einige Wirkung hervortrete. Ich glaube daher, dass schon bei dieser geringen Dosis, aber selbstverständlich nur bei constanter Anwendung derselben eine merkliche prophylaktische Einwirkung gegen verschiedene Infectionskrankheiten zu constatiren sein würde.

Gewöhnlich liess nun Hebra die Gabe von 8 mg einige Zeit lang fortnehmen, stieg aber dann je nach Bedarf auf 12—20 mg per Tag, was in den meisten Fällen auszureichen scheint. Dies war jedoch noch keineswegs das Maximum der vorkommenden Menge; vielmehr wird ein Fall angeführt, wobei die tägliche Menge auf 60 mg stieg, ohne jede nachtheilige Folge. Aber auch dies ist geringfügig gegenüber denjenigen Quantitäten, welche die Arsenikesser in Steiermark zu sich nehmen. Wie wir sahen, ist hier die Aufnahme von 400 mg pro dosi constatirt, und stimmt dies auch mit den amtlichen Berichten der steirischen Aerzte. Indess bleibt ungewiss, ob so grosse Mengen jeden Tag oder nur jeden zweiten Tag genossen werden, da sehr viele Arsenesser nur je am zweiten Tage Arsenik zu sich nehmen. Im letzteren Falle wäre die Dosis immerhin noch 200 mg per Tag. Auch so grosse Gaben können daher, bei gehöriger Angewöhnung, noch ohne jeden Nachtheil gegeben werden und sind daher geeigneten Falles therapeutisch gestattet.

Ganz gewiss wird man ja bei solchen chronischen Bacterien-affectionen, wie es z. B. die Tuberculose ist, nur von den aller-grössten Arsendosen allenfalls eine heilende Wirkung erwarten dürfen, wodurch freilich, wegen der nöthigen Angewöhnung des Nervensystems, die Dauer der Cur eine sehr lange würde. Viel-leicht ist die ungenügende Dosirung allein der Grund, wesshalb es in der Regel nicht gelang, beim Rotz der Pferde durch Arsen Heilung zu erzielen. Fast stets sah man dabei einen Anlauf zur Besserung, was doch entschieden auf eine heilkräftige Wirkung des Mittels hindeutet. Allein nach Kurzem kehrte der alte Zu-stand zurück. Es fragt sich sehr, ob nicht eine bedeutende Stei-gerung des Mittels, die bei den ohnehin verlorenen Thieren wohl zu riskiren war, noch den Umschwung gebracht hätte. Wenig-stens existiren verschiedene sehr merkwürdige Beispiele, wo Thiere, die man wegen unheilbarer Leiden durch Arsenik vertilgen wollte, gerade durch die eintretende acute Vergiftung, die ja eine ge-waltige entzündliche Reaction der Körpergewebe herbeiführt, ganz überraschend genasen.

4. Sehr wichtig ist die Combination der äusserlichen und innerlichen Anwendung des Arsens. Aeusserlich sollte derselbe überhaupt nie in irgend nennenswerther Menge zur Anwendung kommen, ohne dass zugleich eine innerliche, angewöhnende Dar-reichung vorausgegangen wäre. Die Fälle, wo Arsenpasten etc. äusserlich zur Anwendung kommen, sind ja meist nicht dring-lich und gestatten ganz wohl eine Vorbereitungs-Cur. Alle zu-fälligen Vergiftungswirkungen [1] liessen sich aber dadurch ver-

---

[1] S. z. B. Hebra-Kaposi in Virchow's Handbuch der speciellen Patho-logie und Therapie Bd. 3 Abth. II (1876) S. 367.

meiden, und die innerliche Darreichung könnte den Erfolg der externen Application gewiss in jedem Falle nur unterstützen. Es würde diese Einsicht der äusserlichen Anwendung des Arsens ohne Zweifel von neuem ein weites Feld eröffnen.

Noch wichtiger aber ist umgekehrt die Unterstützung einer innerlichen Arsencur, soferne dies möglich ist, durch äusserliche Anwendung des Mittels. Ich erwähne dies hauptsächlich mit Rücksicht auf die Tuberculose. Gerade hier, wo die äusserste, ganz unter dem Einfluss der Bacterien stehende Gewebsschichte der innerlichen Arsenwirkung vielleicht völlig entrückt ist, muss es von sehr grosser Wichtigkeit sein, direct von aussen auf dieselbe einzuwirken. Denn es ist nothwendig, dass das Arsen in der gehörigen Verdünnung bei unmittelbarer Anwendung auf das Gewebe die nämlichen günstigen Wirkungen äussere, wie bei interner Application. Ich glaube, dass es sich empfehlen würde, etwa die Hälfte der jeweiligen Tagesdose von Arsenik, mit Wasser hinreichend diluirt, noch überdem als Inhalation gebrauchen zu lassen. Es scheint dies nicht zu viel, da wohl der grösste Theil davon mit den Secreten wieder entfernt werden wird.

Ganz analog verhält sich dies auch bei anderen, äusserlich zugänglichen chronischen Bacterienaffectionen.

Diese Betrachtungen führen übrigens darauf, dass das Arsen, in gehöriger Weise d. h. in sehr verdünnten Lösungen angewendet, auch bei Wunden und Geschwüren, die aus irgend welchem Grunde keine ordentliche Granulationsdecke zu bilden im Stande sind, als ausgezeichnetes Mittel sich bewähren müsse.

Zwei bekannte Wirkungen des Arsens wurden bisher nicht oder nur vorübergehend erwähnt, die jedoch für dessen allgemeines Verhalten zum thierischen und menschlichen Körper von Bedeutung und desshalb für uns von Interesse sind.

Einmal die zweifellose Wirkung auf die Nerven. Ohne hiebei auf Unbewiesenes mich einzulassen, sei bloss erwähnt, dass von menschlichen Krankheiten bei Chorea, von thierischen beim nervösen Asthma (»Dampf«) der Pferde die Heilwirkung einstimmig geradezu eine specifische genannt wird. Auch die Erscheinung des erhöhten Muthes und des gesteigerten Geschlechtstriebes bei den Arsenessern, sowie des Muthigwerdens der Pferde gehört wohl ohne Zweifel hieher.

Das Arsen führt also übermässige Erregungszustände (Chorea) und anderseits Lähmungserscheinungen (nervöses Asthma) zur Norm zurück und steigert, wie das Muthigwerden beweist, die Leistungsfähigkeit, sozusagen die Energie des Gesammt-Nervensystems. Man hat auch in diesen Wirkungen lauter besondere und neue Eigenthümlichkeiten des Arsens erblicken wollen. Ich glaube jedoch, dass die trophische d. h. zunächst noch in normalen Grenzen reizende Wirkung, welche das Arsen auf alle Zellen und also auch auf die Nervenzellen ausübt, vollständig hinreicht zur Erklärung jener Erscheinungen, und dass wir keine besonderen neuen Annahmen zu machen brauchen. Da jede thierische Zelle durch Arsen in ihrer Lebensenergie erhöht wird, so müssen auch die Nervenzellen in gleicher Weise beeinflusst werden. Eine erhöhte Gesammtenergie des Nervensystems kann aber einzelne functionelle Anomalien, die nicht auf anatomischen Veränderungen basirt sind, sehr wohl zur Norm zurückführen.

Jedenfalls ist die Einwirkung des Arsens auf das Nervensystem von der Art, wie man sie gerade wünschen muss. Denn die Zurückführung auf die Norm und die Steigerung innerhalb derselben, das sind gerade Leistungen, welche unsere zur nervösen Ueberreizung tendirende Zeit am allernothwendigsten braucht. Die Anwendung des Arsens empfiehlt sich daher auch wegen ihrer günstigen Einwirkung auf die normale Leistungsfähigkeit des Nervensystems.

Endlich bleibt eine Wirkung zu besprechen, die, früher viel geschätzt, später wahrscheinlich wegen zufälliger, aus Unvorsichtigkeit entsprungener Vergiftungsfälle wieder mehr ausser Gebrauch kam. Es ist dies die zerstörende Wirkung des Arsens bei äusserlicher Anwendung auf Neubildungen, besonders auch auf bösartige Neubildungen. Seit alter Zeit benutzte man Arsenpräparate, namentlich Pulver oder Salben, um namentlich Krebsknoten zum Zerfall zu bringen, und sah immer den besten Erfolg davon. Indess konnte die Recidive natürlich nicht verhindert werden. In neuerer Zeit wird jedoch die Heilwirkung des Arsens bei äusserlicher und zugleich innerlicher Anwendung gegenüber den sonst unheilbaren malignen Lymphomen von Billroth und Czerny ausdrücklich constatirt. Es besteht aber noch eine weitere merkwürdige Thatsache, die uns über das diesbezügliche Verhalten des Arsens aufzuklären vermag. Da nämlich Arsen mit den Albuminaten keine Verbindungen eingeht, überhaupt keinerlei unmittelbar chemisch eingreifende Wirkungen auf organisirte Stoffe besitzt, so war die ätzende Wirkung auf Neubildungen bisher vollkommen unverständlich [1]).

Man kennt schon längst die Thatsache, dass bei solchen Aetzwirkungen vorzugsweise oder ausschliesslich nur die abnormalen Gewebspartien zu Grunde gehen, dagegen nicht das gesunde Gewebe, eine Erscheinung, die man in ihrer grossen Bedeutung allerdings nicht zu würdigen vermochte [2]). Diese Thatsache be-

---

[1]) Man scheint zu glauben, dass nur die arsenige Säure als solche, d. h. vermöge ihrer sauren Eigenschaften (die doch wahrlich gering genug sind) ätzend wirken könne. Diesen naiven Glauben hätte jedoch schon die Thatsache beseitigen können, dass das alte, als Aetzmittel so hoch geschätzte Frère Cosme'sche Pulver allerdings arsenige Säure, zugleich aber auch Asche (von verbrannten Schuhsohlen) und sehr häufig Aetzkalk enthielt, während die Vitet'sche Aetzsalbe ebenfalls arsenige Säure und Aetzkalk zu gleichen Theilen aufweist. Wahrscheinlich ist aus dem Glauben an eine locale Aetzwirkung der Säure auch der Gebrauch der Fowler'schen Solution entsprungen. Es ist aber ganz sicher, dass diese Lösung örtlich bei gleicher Concentration ebenso ätzend wirken würde, wie die freie Säure.

[2]) Hebra-Kaposi in: Handbuch der speciellen Pathologie und Therapie von Virchow Band 3, Abtheilung II (1876) S. 322: »Die Paste [Arsenpaste von Hebra] hat den unschätzbaren Vortheil, nur die kranken Hautstellen [bei Lupus erythematosus] zu verschorfen und alle zwischen den erkrankten Punkten befindliche gesunde Hautbrücken und Inseln vollständig intact zu lassen. Aus diesem Grunde hat auch Hebra seit vielen Jahren dieses Mittel gegen Lupus vulgaris in Anwendung.« Ferner S. 366: »Der grösste und nicht genug zu betonende Vorzug dieser Arsenikpaste liegt in dem Umstande, dass durch dieselbe die gesunde Haut gar nicht angegriffen, nicht einmal excoriirt, dagegen jeder einzelne Lupusknoten sicher und gründlich zerstört wird. . . . . . Die Schorfe sind zahlreich, eben so viele als Lupusknötchen und confluirende Knoten an der betreffenden Hautstelle zugegen waren. Nach 3—5 Tagen werden die Schorfe durch Eiterung abgestossen. Es sind nun eben so viele lochförmige kleinere und grössere Substanzverluste vorhanden, — die Haut ist

weist, wenn es noch eines Beweises bedürfte, völlig sicher, dass
es sich bei der Aetzwirkung des Arseniks nicht um einen einfach
chemischen Vorgang handelt, da ja an einem solchen das normale
Gewebe ebenso theilnehmen müsste wie das krankhaft veränderte.

Vielmehr haben wir auch in diesem Falle ganz gewiss wiederum
nur die nämliche intensiv reizende und Entzündung erregende
Wirkung des Arsens vor uns, welcher Wirkung, gewiss nicht
unbegreiflicher Weise, die schon krankhaft veränderten Zellen
nicht mehr den normalen Widerstand zu leisten vermögen. Ich
glaube daher, dass solche abnormale Gewebszellen schon die Erscheinungen starker Arsenvergiftung, excessive fettige Metamorphose und damit Untergang zeigen werden, bei einer Einwirkung,
welche das normale Gewebe noch sehr wenig, vielleicht nur in
günstiger Weise verändert.

Dann aber haben wir auch eine Erklärung für die innerliche
Wirkung des Arsens bei den malignen Lymphomen und in allen
denjenigen Fällen von Geschwulstbildung, wo Arsen mit günstigstem
Erfolge innerlich gegeben wurde.[1] Dass solche Heilungen noch
möglich sind, beweist übrigens eine sehr hohe Energie der Arsenwirkung auf das abnormale Gewebe. Denn die verwendeten Arsenmengen sind ja gewiss nicht sehr gross gewesen.

Wenn nun aber das Arsen wirklich die normalen Gewebe
gegenüber den abnormalen, entarteten begünstigt, dann muss
dieses Mittel bei fortgesetztem Gebrauche eine ent-
schiedene prophylaktische Wirkung auch gegen Ge-
schwulstbildungen, gegen krebsige, sarcomatöse,
lupöse Neubildungen, auch gegen alle Arten von
Polypen äussern.

---

wie durch ein Locheisen an zahlreichen Stellen ausgehackt. Aber jeder einzelne
Substanzverlust ist relativ klein, und zwischen denselben sind allenthalben
Inseln und Brücken gesunder Haut zurückgeblieben, von welchen aus nach
Emporrücken der Granulation die Ueberhäutung rasch vor sich geht.«

[1] Solche Fälle sind in unzweifelhafter Weise allerdings vielleicht nur
aus der Veterinärliteratur bekannt, wo man gegen grössere Arsenmengen kein
Bedenken trug. So berichtet T a b o u r i n (Matière médicale (1857) p. 537) von
Heilung eines Nasenpolypen bei einem Hunde durch innerliche Darreichung
des Arsens in hoher Dose.

Je näher man also die Arsenwirkungen betrachtet, umsomehr überzeugt man sich, dass dieser Stoff in jeder Hinsicht ein wahres »Heilmittel« ist, und dass diesem Stoffe, sobald einmal die Menschheit ihr blödes Vorurtheil abgelegt haben wird, die allergrösste Bedeutung zukommen muss. Denn wir armen Menschen haben ja nicht die Wahl, entweder etwas oder auch nichts zu thun. Die furchtbare Schaar von Leiden, die immer drohend vor unserer Pforte steht, wird uns bald dazu bringen, nach einem Mittel zu greifen, das die allergrösste Aussicht bietet, bei richtiger Anwendung unsern Körper leistungsfähiger und in jeder Hinsicht widerstandsfähiger zu gestalten.

Alle bekannten Wirkungen des Arsens lassen sich aus einem einzigen Gesichtspunkte, aus seiner Eigenschaft als Reizmittel der thierischen Zelle erklären. Dass diese Erklärung richtig ist, beweist der Umstand, dass auch die Phosphorwirkungen, soweit man dieselben kennt, den Arsenikwirkungen analog sind. Aber der Phosphor verbietet seine Anwendung durch Nebenumstände, welche glücklicherweise beim Arsen nicht in die Waagschale fallen.

Handbook of Clay Minerals